Name

Advice for parents

Wishes for Baby

Name

Advice for parents

Wishes for Baby

Name

Advice for parents

Wishes for Baby

Name

Advice for parents

Wishes for Baby

Name

Advice for parents

Wishes for Baby

Name

Advice for parents

Wishes for Baby

Name

Advice for parents

Wishes for Baby

Name

Advice for parents

Wishes for Baby

Name

Advice for parents

Wishes for Baby

Name

Advice for parents

Wishes for Baby

Name

Advice for parents

Wishes for Baby

Name

Advice for parents

Wishes for Baby

Name

Advice for parents

Wishes for Baby

Name

Advice for parents

Wishes for Baby

Name

Advice for parents

Wishes for Baby

Name

Advice for parents

Wishes for Baby

Name

Advice for parents

Wishes for Baby

Name

Advice for parents

Wishes for Baby

Name

Advice for parents

Wishes for Baby

Name

Advice for parents

Wishes for Baby

Name

Advice for parents

Wishes for Baby

Name

Advice for parents

Wishes for Baby

Name

Advice for parents

Wishes for Baby

Name

Advice for parents

Wishes for Baby

Name

Advice for parents

Wishes for Baby

Name

Advice for parents

Wishes for Baby

Name

Advice for parents

Wishes for Baby

Name

Advice for parents

Wishes for Baby

Name

Advice for parents

Wishes for Baby

Name

Advice for parents

Wishes for Baby

Name

Advice for parents

Wishes for Baby

Name

Advice for parents

Wishes for Baby

Name

Advice for parents

Wishes for Baby

Name

Advice for parents

Wishes for Baby

Name

Advice for parents

Wishes for Baby

Name

Advice for parents

Wishes for Baby

Name

Advice for parents

Wishes for Baby

Name

Advice for parents

Wishes for Baby

Name

Advice for parents

Wishes for Baby

Name

Advice for parents

Wishes for Baby

Name

Advice for parents

Wishes for Baby

Name

Advice for parents

Wishes for Baby

Name

Advice for parents

Wishes for Baby

Name

Advice for parents

Wishes for Baby

Name

Advice for parents

Wishes for Baby

Name

Advice for parents

Wishes for Baby

Name

Advice for parents

Wishes for Baby

Name

Advice for parents

Wishes for Baby

Name

Advice for parents

Wishes for Baby

Name

Advice for parents

Wishes for Baby

Name

Advice for parents

Wishes for Baby

Name

Advice for parents

Wishes for Baby

Name

Advice for parents

Wishes for Baby

Name

Advice for parents

Wishes for Baby

Name

Advice for parents

Wishes for Baby

Name

Advice for parents

Wishes for Baby

Name

Advice for parents

Wishes for Baby

Name

Advice for parents

Wishes for Baby

Name

Advice for parents

Wishes for Baby

Name

Advice for parents

Wishes for Baby

Name

Advice for parents

Wishes for Baby

Name

Advice for parents

Wishes for Baby

Name

Advice for parents

Wishes for Baby

Name

Advice for parents

Wishes for Baby

Name

Advice for parents

Wishes for Baby

Name

Advice for parents

Wishes for Baby

Name

Advice for parents

Wishes for Baby

Name

Advice for parents

Wishes for Baby

Name	Gift

Name	Gift

Name	Gift

Name	Gift

Name	Gift

Name	Gift

Name	Gift

Name	Gift

Name	Gift

Name	Gift